I0441536

7 TAGE DETOX

<u>JETZT ENTGIFTEN | ENDLICH FREI</u>

Die 7-Tage-Kur für Ihren gesundheitlichen Erfolg

BETTY GREEN

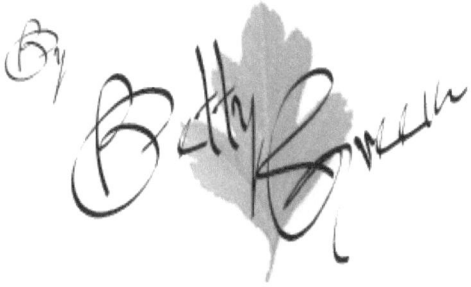

Copyright © 2015 J. Michael

Coverfoto:
© ibush - Fotolia.com
© monticellllo- Fotolia.com
All rights reserved.

ISBN-13: 978-1512328219
ISBN-10: 1512328219

Werfen Sie auch einen gesundheitsfördernden Blick in die weiteren Bücher von Betty Green.

Die Bestseller-Reihe "Betty Green's Ernährung & Gesundheit"

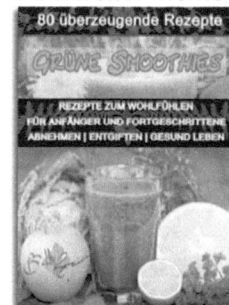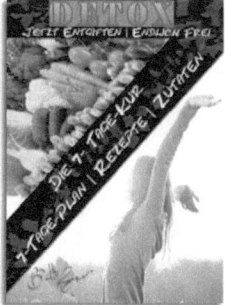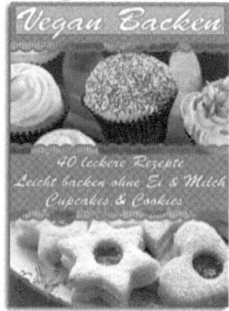

► EXKLUSIV BEI AMAZON.DE ◄

<u>80 grüne Smoothie Rezepte zum Wohlfühlen
Von jetzt an gesund</u>
(Für nur 2,99€ als eBook | 7,99€ als Taschenbuch)

<u>7 Tage Detox - Jetzt entgiften| Endlich frei</u>
(Für nur 2,99€ als eBook | 7,99€ als Taschenbuch)

<u>Vegan backen – Cookies & Cupcakes | 40 leckere Rezepte
für die süßen Momente</u>
(Für nur 2,99€ als eBook | 7,99€ als Taschenbuch)

In dieser Kur wurden grüne Smoothie Rezepte aus Betty Green's erstem Buch verwendet. Natürlich können Sie anstelle der in diesem Buch genannten Smoothie Rezepte, auch jene aus den Grundlagen-, Wildkräuter- oder Superfoodskapitel verwenden.

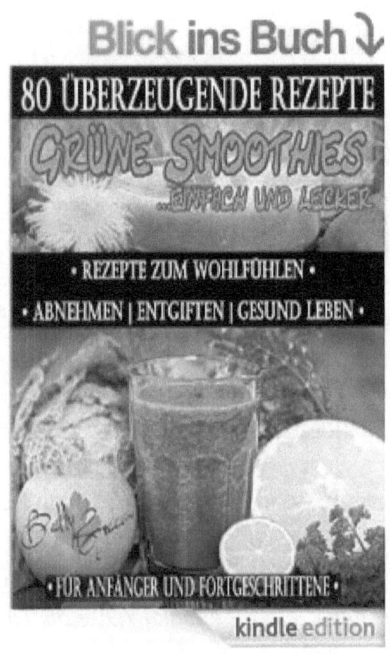

80 GRÜNE SMOOTHIE REZEPTE ZUM WOHLFÜHLEN
VON JETZT AN GESUND
ERFOLGREICH UND EFFIZIENT ABNEHMEN|
ENTGIFTEN |GESUND LEBEN

1. WAS ERWARTET SIE IN DIESEM BUCH?

Detoxification, im Volksmund auch Detox genannt, ist nicht nur eine hübsche Bezeichnung für einen Trend der heutigen Zeit. Es ist eine der besten Methoden um den Körper auf eine natürliche Weise von Toxinen, Schadstoffen und negativen Energien zu **befreien**. In diesem Buch möchte ich Sie durch eine „Schritt für Schritt 7-Tage-Detox-Kur" begleiten. Erfahren Sie vorab was es mit dem Thema Detox auf sich hat, dabei wurde bewusst auf eine umständliche und abschweifende Beschreibung verzichtet. Das Kapitel „Detox Kur" beinhaltet alle Informationen, die Sie für den Start in Ihre Kur benötigen.

Starten Sie in Ihre gesunde 7-Tage-Kur

Betty Green

Ich biete Ihnen eine <u>Auflistung</u>, speziell <u>für jeden Tag</u> zusammengestellt, mit sämtlichen Rezepten und Anweisungen die Sie benötigen. Wann kann ich etwas essen? Was sollte ich jetzt essen? Wie viel sollte ich trinken? All diese Fragen werden für jeden Tag beantwortet und sogar mit Zeitangabe, optimal dem Tag angepasst. <u>Zu jedem Tag erhalten Sie eine Einkaufsliste</u> um sich täglich, oder auch für den gesamten Zeitraum mit den Zutaten eindecken zu können. Zusätzlich finden Sie unter dem Kapitel „<u>Zutaten und wichtige Inhaltsstoffe</u>" alle wichtigen Nährstoffe und Mineralien sowie eine Erläuterung ihrer Wirkungen.

Gewissenhaft zusammengetragen, selbst getestet und garantiert Detox!

Sparen Sie wertvolle Zeit, vermeiden Sie die typischen Anfängerfehler und profitieren Sie von meinem 7-Tage-Detox-Kur-Plan.

INHALTSVERZEICHNIS

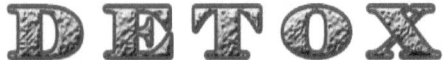

2. Detox Kur

2.1 Was versteht man unter einer Detox Kur?

Der Begriff „*Detox Kur*" bedeutet das Reinigen (Entgiften) des Körpers über einen gewissen Zeitraum. Dabei wird die Nahrungsaufnahme auf Rohkost, Wasser und Kräutertee reduziert. Eine Detox Kur greift unterstützend in das Immunsystem und an den Stellen des Körpers ein, wo eine Filterung von Schadstoffen (Bakterien und Viren) stattfinden. So kann die Leber Schadstoffe in Wasser auflösen, der Darm sorgt dafür dass einige Schadstoffe nicht in den Körper aufgenommen werden, sondern mit dem Stuhlgang wieder ausgeschieden werden. Die Nieren filtern Abfallstoffe und Wasser aus dem Blut, welche dann mit dem Urin ausgeschieden werden.

2.2 FÜR WEN EIGNET SICH EINE DETOX KUR?

Haben Sie <u>Stress</u> im Alltag? Greifen Sie als Zwischenlösung für eine Mahlzeit öfters mal zu <u>Fastfood</u> Produkten? Merken Sie, dass Sie <u>keine Energie</u> mehr besitzen? Haben Sie durch Ihren aktuellen Lebensstil ein <u>paar Kilos zuviel</u>? Sehen Sie ihrem <u>Hautbild</u> den aktuellen Lebensstil schon an? Wurde in letzter Zeit ausgiebig gefeiert und etwas mehr <u>Alkohol</u> als sonst konsumiert?

Dann sind **<u>SIE</u>** bestens für eine Detox Kur geeignet!

Natürlich soll dies nicht bedeuten, dass nur Menschen eine Detox Kur machen können, die eine gewisse Zeit in Extremen gelebt haben.

Auch Personen, die schon ein gutes Gesundheitsbewusstsein besitzen, können ihren Körper mit einer Detox Kur was Gutes tun. Denn Schadstoffe kommen nicht nur vom falschen Essen oder Alkohol in unseren Körper, auch das Passivrauchen durch Dritte oder Abgase im Straßenverkehr sorgen für eine Verunreinigung im Körper. Selbst das tägliche Make-Up hinterlässt Rückstände im Körper...

Betty Green

Zusammenfassend kann man sagen, wenn mit einem der folgenden Punkte Ihr Interesse geweckt wird, sind Sie für eine Detox Kur geeignet:

- Gewichtsabnahme
- Neue Energie für den Alltag
- Gifte / Schadstoffe Ausscheidung
- Bessere Verdauung
- Ein frisches Hautbild
- Angenehmes Völlegefühl
- Erholsamer Schlafen

Achtung!: Auch wenn Sie jetzt den Entschluss gefasst haben eine Detox Kur zu starten, so darf Ihre körperliche Verfassung nicht ignoriert werden. Sollten Sie eine eingeschränkte Nierenfunktion haben, so sollte zunächst mit einem Arzt abgesprochen werden ob sich solch eine Kur mit Ihren Beschwerden vereinbaren lässt.

Bei Erkrankungen, wie einem grippalen Infekt oder einer Erkältung, sollten Sie mit der Kur noch etwas warten.
Eine Detox Kur bedeutet für den Körper viel Arbeit, daher sollten Sie in einer möglichst gesunden Verfassung sein.

2.3 Was gibt es bei einer Detox Kur zu beachten?

<u>Der Wille zählt!</u>
Wie bei jeder Diät oder Kur gibt es einen entscheidenden Punkt, der den Grundstein darstellen sollte: „Wille!".
Zwang bringt in den seltensten Fällen ein Erfolg mit sich. Eine Detox Kur besteht keineswegs allein aus der Ernährungsumstellung und dem Trinken von viel Wasser.
Sie brauchen den Willen um etwas zu ändern, nur dann werden Sie dieser Kur auch mit der richtigen Einstellung begegnen.

<u>Nehmen Sie sich Zeit!</u>.
Nehmen Sie sich Zeit für eine Detox Kur. Sicher kann man auch als Berufstätige Person neben dem Beruf eine Kur starten, versuchen Sie jedoch sich und ihrem Körper auch etwas Ruhe zu gönnen. Wenn Ihnen freie Tage bevorstehen, wäre dieses der ideale Zeitpunkt für eine Kur.

<u>Unterstützen Sie ihren Körper!</u>
Haben Sie schon einmal eine Sauna besucht? Wenn nicht, wäre diese Kur eine gute Gelegenheit es zu tun. Durch das Schwitzen in der Sauna wird die Haut wunderbar zum Entgiften und Entschlacken angeregt. Es sollte jedoch bedacht werden, dass durch das Saunieren eine Menge Flüssigkeit verloren geht. Trinken Sie am besten direkt nach dem Besuch ein großes Glas Wasser.

Betty Green

Auch Bewegung hilft Ihrem Körper. Wenn es die Möglichkeit besteht, fahren Sie doch einmal ins Grüne. Frische Luft, die Bewegung durch einen Spaziergang und im besten Fall das Sonnenlicht, können einem Kurtag eine angenehme Note verleihen. Durch Bewegung sorgen Sie für eine optimale Durchblutung, des Weiteren wird durch Sonneneinwirkung Vitamin D produziert, welches Ihrer Abwehrkraft und Stimmung zu Gute kommt.

2.4 Wie läuft diese Detox Kur ab?

<u>Wichtige Infos:</u>

- Mindestens 2,5l bis 3l am Tag trinken

- Mindestens 80% der Ernährung sollte aus Rohkost, 20% aus gekochten Körnern und Gemüse bestehen.

- Verwenden Sie ausschließlich grüne Smoothies/Säfte, Kräutertee und gefiltertes Wasser als *„Flüssigkeiten"*

- Meiden Sie sämtliche Milch-, Fleisch-, Fisch-, Zucker-, Alkohol- und Koffeinhaltigen Produkte

- Meiden Sie Lebensmittel mit Gluten(z.B. Dinkel, Weizen, Gerste und glutenhaltigen Hafer)

- Entgiftend unterstützende Vitalstoffe, wie Magnesium, Vitamin B12 und Vitamin E, können während der Detox Kur zusätzlich in Kapselform eingenommen werden.

- Sollten Sie Begleiterscheinungen wie Durchfall oder Kopfschmerzen bekommen, kann dieses gerade in den ersten Tagen der Kur eine spürbare Wirkung der Entgiftung sein. (Der Körper sollte sich jedoch schnell an die Entgiftung gewöhnen)

Betty Green

Während dieser Kur werden Sie ihre Ernährung komplett umstellen, folgend eine Auflistung von Betty Green`s Tages-Kur-Plan:

6:00 Uhr – Aufstehen und Wasseraufnahme
8:00 Uhr – Frühstück
10:00 Uhr – Kleine Zwischenmahlzeit + Kräutertee
11:00 Uhr – Wasseraufnahme
12:00 Uhr – Mittagessen + Wasseraufnahme
14:00 Uhr – Kleine Zwischenmahlzeit + Wasseraufnahme
16:00 Uhr – Kleine Zwischenmahlzeit + Kräutertee
18:00 Uhr – Abendessen + Wasseraufnahme
Vor dem Schlafen – Kräutertee

Dieser Plan wäre die optimale Einteilung eines Tages. Sollten Sie jedoch bedingt durch Arbeit oder anderen Verpflichtungen einen komplett anderen Tagesablauf haben, so passen Sie die zeitliche Aufteilung Ihrem Tag an. Wenn Sie keinen weiteren Verpflichtungen nachkommen müssen, so versuchen Sie diesen Ablauf einzuhalten.

3. Grüne Smoothies

3.1 WELCHE ROLLE SPIELEN GRÜNE SMOOTHIES IN DIESER DETOX KUR?

In dieser 7-Tage Detox Kur werden grüne Smoothie Rezepte aus Betty Green`s ersten Buch verwendet. Für nähere Infos zum Thema grüne Smoothies, sowie einer großen Auswahl an Rezepten, schlagen Sie bitte im folgenden Buch nach:

„80 grüne Smoothie Rezepte zum Wohlfühlen
Von jetzt an gesund"

(Natürlich können Sie anstelle der hier verwendeten Rezepte, auch jene aus Kapitel 5., 6. Und 8. des „80 grüne Smoothies Rezepte" Buches verwenden.)

Da grüne Smoothies ein Maximum an Vitaminen und Mineralien beinhalten, sind sie ideal für eine Entgiftungskur. Ihr Körper wird schließlich sehr viel arbeiten müssen, da sind gute Stoffe aus Obst und Gemüse genau richtig. Während dieser Kur werden die grünen Smoothies das Frühstück bilden. Des Weiteren Ihnen mit ihren Vital- und Ballaststoffen einen guten Start in den Tag verschaffen.

Betty Green

LOS GEHT'S!

4. DIE 7-TAGE-KUR BEGINNT

Nun ist es soweit! Der Startschuss fällt und Sie können sich jetzt schon auf das Ergebnis freuen. Folgend werden Ihnen alle sieben Tage einzeln und detailliert aufgelistet.

Es wird Ihnen innerhalb der Auflistung zu keinem bestimmten Kräutertee geraten, wählen Sie diesen nach Belieben aus. Nutzen Sie auch gerne Tee Sorten aus dem Kapitel **Zutaten und wichtige Inhaltsstoffe.**

Es kommt vor, dass sich die gleichen Zutaten an verschiedenen Tagen in der Einkaufsliste befinden. Da Sie meist nur geringe Mengen benötigen, erübrigt sich auch der erneute Kauf dieser Zutaten.

Sollte zu den Mahlzeiten kein weiteres Getränk aufgeführt sein, so nehmen Sie ein Glas gefiltertes Wasser.

Betty Green wünscht Ihnen viel Erfolg!

4.1 Tag 1.

6 Uhr – Aufstehen
Nach dem Aufstehen trinken Sie ein Glas (ca.250 ml) gefiltertes Wasser mit Cayennepfeffer, geben Sie eine Gurkenscheibe mit in das Glas.

8 Uhr – Das Frühstück
Für den Energieschub am Morgen, bereiten Sie folgenden Smoothie zu:

SPINAT, AVOCADO TRIFFT APFEL, BANANE
(MIT LEINSAMEN, CHIA-SAMEN)

Zutaten:
Grundlage: 100 g Blattspinat, 100 g Feldsalat, 1 Avocado
Obst: 1 grüner Apfel, Banane
Flüssigkeit: 250 ml Wasser
SuperFoods: 1 EL Leinsamen, 1 EL Chia-Samen, 1 TL Matcha Pulver

Betty Green

Zubereitung:

- ✔ Blattspinat und Feldsalat waschen und grob zerkleinern
- ✔ Avocado waschen, schälen, entkernen und kleinschneiden
- ✔ Apfel waschen, bei Bedarf schälen, viertel und Kerngehäuse entfernen
- ✔ Banane schälen und halbieren
- ✔ Matcha Pulver in 80 ml heißem Wasser anrühren
- ✔ Alles in den Mixer geben

Nach und nach mit Wasser auffüllen und bis zur gewünschten Sämigkeit pürieren.

10 Uhr – Zwischenmahlzeit + Kräutertee

Als Zwischenmahlzeit nehmen Sie ca. 113 g Himbeeren, dazu gibt es einen Kräutertee nach Wahl.

11 Uhr – Flüssigkeitsaufnahme

Kurz vor dem Mittagessen trinken Sie ein Glas (ca. 250 ml) gefiltertes Wasser, geben Sie eine Gurkenscheibe mit in das Glas.

12 Uhr – Mittagessen

Zum Mittagessen bereiten Sie sich einen erfrischenden Mango Sommersalat mit braunem Reis zu.

Mango Sommersalat mit braunem Reis

Zutaten:

25 g zarter Kopfsalat
¼ Salatgurke
2 Cherry Tomaten
½ kleine Zwiebel
¼ Paprika
1 Mango
200 g braunen Reis

Dressing:

1 EL Zitronensaft
2 EL Olivenöl
Salz
Pfeffer

Zubereitung:

✔ Alle Zutaten waschen, gegebenenfalls Schälen und in kleine Stücke schneiden

✔ Reis 45 Minuten in kaltem Wasser einweichen

✔ Doppelte Menge Wasser als Reisvolumen zum Kochen bringen,(1 Tasse Reis- 2 Tassen Wasser)

✔ Wasser zum Kochen bringen und Reis bei niedriger Temperatur 50 Minuten köcheln lassen

✔ In der Zwischenzeit das Dressing anrühren

14 Uhr – Zwischenmahlzeit + Flüssigkeitsaufnahme

Als Knabberei gibt es Gemüsestreifen mit Hummus-Dip. Als Gemüse können beispielsweise Möhren verwendet werden. Fügen Sie ihre Wunschzutat der Einkaufsliste zu. Dazu gibt es ein Glas (ca.250 ml) gefiltertes Wasser mit Zitronenscheibe.

Hummus-Dip

Zutaten:
1 Dose Kichererbsen à 400 g
12 g Sesamsamen
½ EL Olivenöl
25 ml frischer Zitronensaft
30 ml Wasser
½ TL Kreuzkümmel
1 Prise Salz

Zubereitung:
✔ Erbsen abtropfen
✔ Alle Zutaten in ein hohes Gefäß füllen und mit einem Stabmixer pürieren
✔ Nach Belieben noch Knoblauch hinzufügen

16 Uhr Zwischenmahlzeit + Kräutertee

Als Energielieferant nehmen Sie 15g rohe Mandeln. Dazu gibt es einen Kräutertee nach Wahl.

18 Uhr – Das Abendessen

Zum Abendbrot gibt es gedämpften Brokkoli, dazu ein Glas (ca. 250 ml) gefiltertes Wasser.

Gedämpfter Brokkoli

Zutaten:
400 g Brokkoli
100 g Quinoa
50 g Linsen

Zubereitung:
✔ Brokkoli in einem Topfeinsatz über kochendem Wasser 5 Minuten dämpfen
✔ Linsen kochen
✔ Quinoa kochen
✔ Anrichten und genießen

21 Uhr – Vor dem Schlafen

Für das Abschalten am Abend genehmigen Sie sich eine Tasse Kräutertee (z.B. Baldriantee).
(Baldriantee entspannt und beruhigt)

Betty Green

Einkaufszettel für den ersten Tag:
(Diese Liste dient der Übersicht der Zutaten, es wird nicht garantiert, dass Sie die genauen Mengenangaben erwerben können)

1 Avocado
1 Banane
1 Dose Kichererbsen
1 grüner Apfel
1 Gurke
1 Mango
1 Päckchen brauner Reis
1 Paprika
1 Zitrone
1 Zwiebel
100 g Blattspinat
100 g Feldsalat
113 g Himbeeren
2 Cherry Tomaten
Brokkoli
Cayennepfeffer
Chia-Samen
Knoblauch
Kopfsalat
Kreuzkümmel
Leinsamen
Linsen
Matcha Pulver
Olivenöl
Pfeffer
Quinoa
Rohe Mandeln
Salz
Sesamsamen
Wunsch Kräutertee
 Zitronensaft

4.2 Tag 2.

6 Uhr – Aufstehen

Nach dem Aufstehen trinken Sie ein Glas (ca.250 ml) gefiltertes Wasser mit Cayennepfeffer, geben Sie eine Gurkenscheibe mit in das Glas.

8 Uhr – Das Frühstück

Für den Energieschub am Morgen, bereitet Sie folgenden Smoothie zu:

BLEICHSELLERIE | RÖMERSALAT TRIFFT MANGO
(MIT KURKUMA, CHIA-SAMEN, BAOBAB)

Zutaten:
Grundlage: 3 Blätter Römersalat, ½ Avocado
Obst: ½ Mango
Gemüse: ½ Paprika, 80 g Salatgurke, 1 Stängel Bleichsellerie
Flüssigkeit: Wasser nach Bedarf
SuperFoods: 1 TL Kurkuma, 1 EL Baobab Pulver, 1 EL Chia-Samen
Sonstiges: Salz

Zubereitung:

Römersalat Blätter waschen und kleinschneiden

✔ Avocado waschen, schälen, entkernen, halbieren und kleinschneiden

✔ Mango schälen, entkernen, halbieren und kleinschneiden

✔ Paprika waschen, halbieren und ausputzen, kleinschneiden

✔ Gurke waschen und grob zerkleinern

✔ Sellerie schälen | in Stücke schneiden | das Grün kann erhalten bleiben

✔ Alles in den Mixer geben

Nach und nach mit Wasser auffüllen und bis zur gewünschten Sämigkeit pürieren.

10 Uhr – Zwischenmahlzeit + Kräutertee

Als Zwischenmahlzeit nehmen Sie ca. 113 g Himbeeren, dazu gibt es einen Kräutertee nach Wahl.

11 Uhr – Flüssigkeitsaufnahme

Kurz vor dem Mittagessen trinken Sie ein Glas (ca. 250 ml) gefiltertes Wasser, geben Sie eine Gurkenscheibe mit in das Glas.

12 Uhr – Mittagessen

Zum Mittagessen gibt es heute vegetarische Sushi-Rollen.

Vegetarische Sushi Rollen

Zutaten:

200 g Reis, Sushi Reis
1 Algenblatt
¼ Aubergine
¼ Paprika
¼ Gurke

Zubereitung:

- ✔ Reis gründlich waschen und kochen
- ✔ Gemüse kleinschneiden
- ✔ Algenblatt in der Mitte teilen, den Reis darauf verstreichen.
- ✔ Mittig der Fläche wird das kleingeschnittene Gemüse verteilt
- ✔ Formen Sie eine Rolle und schneiden Sie diese in gleich große Stücke

14 Uhr – Zwischenmahlzeit + Flüssigkeitsaufnahme

Als Knabberei gönnen Sie sich einen kleinen Teller mit Gemüsesticks (z.B. Möhren, Paprika,Kohlrabi etc.). Fügen Sie ihre Wunschzutat der Einkaufsliste hinzuzu. Dazu gibt es ein Glas (ca.250 ml) gefiltertes Wasser mit Zitronenscheibe.

Betty Green

16 Uhr Zwischenmahlzeit + Kräutertee

Als Energielieferant nehmen Sie 30g rohe Cashewnüsse.
Dazu gibt es einen Kräutertee nach Wahl.

<u>Wussten Sie schon?</u>
Im Laufe, beziehungswiese gegen Ende des zweiten Tages, können Symptome wie Kopfschmerzen und/oder Durchfall auftreten. Dies ist ein normales Anzeichen für das Eintreten der Entgiftung.
Ihr Körper arbeitet jetzt schon auf Hochtouren und dass bekommen Sie auch zu spüren.

<u>Keine Sorge, Sie sind auf einem guten Weg!</u>

18 Uhr – Das Abendessen

Als Abendmahlzeit bereiten Sie sich eine Karotten-Ingwer Suppe zu, dazu gibt es ein Glas (ca. 250 ml) gefiltertes Wasser.

Karotten- Ingwer Suppe

Zutaten:
½ Zwiebel
1 kleine Knoblauchzehe
25 g Margarine
1 cm Ingwer
½ Stange Staudensellerie
200 g Möhren
1 Scheibe Ananas
1 Dose Kokosmilch
Salz
Pfeffer
Paprika
Kreuzkümmel
Curry

Zubereitung:
✔ Zwiebel und Knoblauch in einer Pfanne mit Margarine dünsten
✔ Gemüse und Ingwer waschen, schälen und kleinschneiden, in einen Topf mit wenig Wasser garen
✔ Ananas schneiden
✔ Ist das Gemüse gar werden Zwiebeln, Knoblauch, Ananas und Kokosmilch zugefügt
✔ Mit einem Stabmixer wird nun alles fein püriert
✔ die Suppe mit Salz, Pfeffer, Paprika, Kreuzkümmel und

Betty Green

Curry abschmecken

21 Uhr – Vor dem Schlafen

Für das Abschalten am Abend genehmigen Sie sich eine Tasse Kräutertee nach Wahl.

Einkaufszettel für den zweiten Tag:
(Diese Liste dient der Übersicht der Zutaten, es wird nicht garantiert, dass Sie die genauen Mengenangaben erwerben können)

½ Avocado
½ Mango
1 Algenblatt
1 Ananas
1 Aubergine
1 Dose Kokosmilch
1 Knoblauchzehe
1 Stange Staudensellerie
1 Stängel Bleichsellerie
1 Zwiebel
113 g Himbeeren
2 Gurke
2 Paprika
200 g Möhren
3 Blätter Römersalat
Baobab Pulver
Cashewnüsse
Chia-Samen
Ingwer
Kurkuma
Margarine
Salz
Sushi Reis

Betty Green

4.3 Tag 3.

6 Uhr – Aufstehen

Nach dem Aufstehen trinken Sie ein Glas (ca.250 ml) gefiltertes Wasser mit Cayennepfeffer, geben Sie eine Gurkenscheibe mit in das Glas.

8 Uhr – Das Frühstück

Für den Energieschub am Morgen, bereitet Sie folgenden Smoothie zu:

PFLÜCKSALAT | PORTULAK TRIFFT APFEL | ORANGE *(MIT LEINSAMEN)*

Zutaten:
Grundlage: 100 g Pflücksalat, 100 g Portulak, ½ Bund Petersilie
Obst: 1 süßer Apfel, 1 Orange, ½ Grapefruit, ½ Papaya
Gewürze: ½ Bund Koriander
Flüssigkeit: 200 ml Wasser
SuperFoods: 2 EL Leinsamen

<u>Zubereitung:</u>

✔ Pflücksalat, Potulak, Petersilie und Koriander waschen und gegebenenfalls entstielen

✔ Apfel waschen, nach Bedarf schälen, vierteln und Kerngehäuse entfernen

✔ Orange schälen sodass die vitalstoffreiche weiße Schale erhalten bleibt und teilen

✔ Schale der Grapefruit und Papaya entfernen, gegebenenfalls entkernen, Fruchtfleisch zerteilen

✔ Alles in den Mixer geben

Nach und nach mit Wasser auffüllen und bis zur gewünschten Sämigkeit pürieren.

10 Uhr – Zwischenmahlzeit + Kräutertee

Als Zwischenmahlzeit nehmen Sie ca. 200 g Erdbeeren, dazu gibt es einen Kräutertee nach Wahl.

11 Uhr – Flüssigkeitsaufnahme

Kurz vor dem Mittagessen trinken Sie ein Glas (ca. 250 ml) gefiltertes Wasser, geben Sie eine Gurkenscheibe mit in das Glas.

Betty Green

Zum Mittagessen gibt es heute einen grünen Salat mit braunem Reis.

Grüner Salat mit braunem Reis

Zutaten:
1 gelbe Zucchini
50 g grüne Bohnen
6 getrocknete Tomaten, in Öl eingelegt
100 g Rucola
Saft einer halben Zitrone
1 EL Olivenöl
200 g braunen Reis

Zubereitung:
✔ Bohnen putzen und in kochendem Wasser ca. 1 Minute blanchieren
✔ Zucchini schälen und in Scheiben schneiden
✔ Rucola waschen
✔ Tomaten halbieren
✔ Zutaten miteinander vermengen und mit Zitrone und Olivenöl beträufeln
✔ Reis 45 Minuten in kaltem Wasser einweichen
✔ Doppelte Menge Wasser wie Reisvolumen zum Kochen bringen, (1 Tasse Reis- 2 Tassen Wasser)
✔ Wasser zum Kochen bringen und Reis bei niedriger Temperatur 50 Minuten köcheln lassen

14 Uhr – Zwischenmahlzeit + Flüssigkeitsaufnahme

Als Knabberei nehmen Sie heute Apfelscheiben aus einem
Apfel mit Mandelbutter. Dazu gibt es ein Glas (ca.250 ml)
gefiltertes Wasser mit Zitronenscheibe.

16 Uhr Zwischenmahlzeit + Kräutertee

Als Energielieferant nehmen Sie 32 g Walnüsse. Dazu gibt es
einen Kräutertee nach Wahl.

Wussten Sie schon?
Walnüsse liefern Ihnen mehr Omega-3-Fettsäuren als
beispielsweise Lachs. Walnüsse haben zusätzlich eine
Arterien freihaltende Wirkung und sind somit auch
außerhalb einer Kur eine gesunde Knabberei.

18 Uhr – Das Abendessen

Zum Abend bereiten Sie sich heute einen Tofu Salat zu, dazu gibt es ein Glas (ca. 250 ml) gefiltertes Wasser.

Tofu Salat

Zutaten:
200 g Tofu
100 g Salatgurke
½ rote Paprika
1 Möhre
1 Tomate
3 Blätter Salat
4 EL Mais aus der Dose

Dressing:
1 TL Zitronensaft
2 EL Maissaft
1 TL Olivenöl
Salz und Pfeffer

Zubereitung:
✔ Zutaten waschen und kleinschneiden
✔ Dressing anrühren
✔ Salat anrichten und mit Dressing abschmecken

21 Uhr – Vor dem Schlafen

Für das Abschalten am Abend genehmigen Sie sich eine Tasse Kräutertee nach Wahl.

Einkaufszettel für den dritten Tag:

(Diese Liste dient der Übersicht der Zutaten, es wird nicht garantiert, dass Sie die genauen Mengenangaben erwerben können)

½ Bund Koriander
½ Bund Petersilie
½ Grapefruit
½ Papaya
1 Dose Mais
1 gelbe Zucchini
1 Glas getrocknete Tomaten
1 Möhre
1 Orange
1 Paprika
1 Salatkopf
1 Tomate
1 Zitrone
100 g Pflücksalat
100 g Portulak
100g Rucola
2 Äpfel
2 Gurken
200 g Erdbeeren
200 g Tofu
32 g Walnüsse
50 g grüne Bohnen
Leinsamen

4.4 Tag 4.

6 Uhr – Aufstehen

Nach dem Aufstehen trinken Sie ein Glas (ca.250 ml) gefiltertes Wasser mit Cayennepfeffer, geben Sie eine Gurkenscheibe mit in das Glas.

8 Uhr – Das Frühstück

Für den Energieschub am Morgen, bereitet Sie folgenden Smoothie zu:

Petersilie trifft Birne | Apfel *(Mit Spinat)*

Zutaten:
Grundlage: 50 g Spinat, ½ Bund Petersilie
Obst: 2 Birnen, 2 süße Äpfel, 1 Zitrone
Flüssigkeit: 300 ml Wasser
SuperFood: Mandelmus

Zubereitung:
✔ Spinat und Petersilie waschen und entstielen
✔ Birnen und Äpfel waschen, halbieren und Kerngehäuse entfernen, kleinschneiden
✔ Zitrone waschen, halbieren und auspressen
✔ Alles bis auf den Zitronensaft in den Mixer geben
Mit 300 ml Wasser auffüllen und mit dem Zitronensaft abschmecken. Mixen Sie solange bis die gewünschte Sämigkeit erreicht ist.

10 Uhr – Zwischenmahlzeit + Kräutertee

Als Zwischenmahlzeit schneiden Sie sich 2 Birnen klein, dazu gibt es einen Kräutertee nach Wahl.

11 Uhr – Flüssigkeitsaufnahme

Kurz vor dem Mittagessen trinken Sie ein Glas (ca. 250 ml) gefiltertes Wasser, geben Sie eine Gurkenscheibe mit in das Glas.

Wussten Sie schon?
Eine Gurkenscheibe in einem Glas Wasser dient nicht nur dazu, um das Glas optisch aufzupeppen.

Tatsächlich bietet Gurke eine erhebliche Menge an Vitamin B, C, K und den Mineralstoffen Eisen und Kalium.
Diese Nährstoffe verteile sich sehr schnell im Wasser und bieten somit einen Mehrwert bei der Flüssigkeitsaufnahme.

12 Uhr – Mittagessen

Zum Mittagessen gibt es heute einen grünen Salat mit braunem Reis.

Grüne Linsen mit braunem Reis

Zutaten:
1 Apfel
150 g brauner Reis
4 Lauchzwiebeln
1 Möhre
50 g grüne Linsen
1 EL Olivenöl
Salz und Pfeffer

Zubereitung:
✔ Reis und Linsen kochen
✔ Apfel, Möhre und Lauchzwiebeln in einer Pfanne gar dünsten
✔ Zutaten miteinander vermengen und das Olivenöl verrühren
✔ Mit Salz und Pfeffer abschmecken

14 Uhr – Zwischenmahlzeit + Flüssigkeitsaufnahme

Als Knabberei nehmen Sie heute Streifen aus einer Birne mit Mandelbutter. Dazu gibt es ein Glas (ca.250 ml) gefiltertes Wasser mit Zitronenscheibe.

16 Uhr Zwischenmahlzeit + Kräutertee

Als Energielieferant nehmen Sie 15 rohe Mandeln. Dazu gibt es einen Kräutertee nach Wahl.

18 Uhr – Das Abendessen

Zum Abendbrot gibt es heute Vegetarische Tortillas, dazu ein Glas (ca. 250 ml) gefiltertes Wasser.

Vegetarische Tortillas

Zutaten:
3 Tortillas
½ Zwiebel
½ Knoblauchzehe
1 rote Paprika
2 Möhren
1 Tomate
3 Blätter Salat
4 EL Kidneybohnen
1 Becher Soja Fit (Crème Fit)

Zubereitung:
✔ Zutaten waschen und kleinschneiden
✔ Zwiebeln und Knoblauch andünsten
✔ Restlichen Zutaten in die Pfanne geben und garen
✔ Tortillas im Backofen erwärmen und anschließend mit dem Soja Fit (Crème Fit) bestreichen
✔ Gemüse auf Tortillas verteilen und einrollen

Betty Green

21 Uhr – Vor dem Schlafen

Für das Abschalten am Abend genehmigen Sie sich eine Tasse Kräutertee nach Wahl.

Einkaufszettel für den vierten Tag:
(Diese Liste dient der Übersicht der Zutaten, es wird nicht garantiert, dass Sie die genauen Mengenangaben erwerben können)

½ Bund Petersilie
1 Becher Soja Fit (Crème Fit)
1 Dose Kidneybohnen
1 Gurke
1 Knoblauchzehe
1 rote Paprika
1 Tomate
1 Zitrone
1 Zwiebel
3 Möhren
3 Tortillas
4 Lauchzwiebeln
4 süße Äpfel
5 Birnen
50 g grüne Linsen
50 g Spinat
Mandelbutter
Mandelmus
Mandeln

DER XXL-VORTEIL FÜR IHRE GESUNDHEIT
200 Grüne Smoothie Rezepte zum wohlfühlen

Von Betty Green

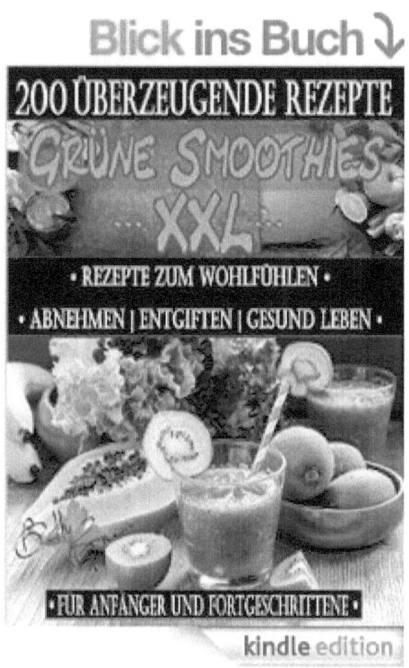

Erhalten Sie 200 umfangreiche Rezepte aus der Welt der grünen Smoothies. Dieses Buch ist als eBook sowie als Taschenbuch erhältlich, exklusiv bei Amazon.de

Besuchen Sie Betty Green bei Amazon.de
www.amazon.de/Betty-Green/e/B00PV0D80S/

4.5 Tag 5.

6 Uhr – Aufstehen

Nach dem Aufstehen trinken Sie ein Glas (ca.250 ml) gefiltertes Wasser mit Cayennepfeffer, geben Sie eine Gurkenscheibe mit in das Glas.

8 Uhr – Das Frühstück

Für den Energieschub am Morgen, bereitet Sie folgenden Smoothie zu:

HIMBEERBLÄTTER TRIFFT ANANAS | ERDBEERE *(MIT MATCHA PULVER)*

Zutaten:
Grundlage: 50g Himbeerblätter, 1/3 Avocado
Obst: 1 Ananas, 8 Erdbeeren, 1 Zitrone
Flüssigkeit: Wasser nach Bedarf
SuperFoods: 1 TL Matcha Pulver

Zubereitung:

✔ Avocado waschen, schälen, entkernen, dritteln und kleinschneiden

✔ Ananas schälen und kleinschneiden

✔ Erdbeeren waschen, entstielen und vierteln

✔ Zitrone schälen, halbieren, gegebenenfalls entkernen und kleinschneiden

✔ Alles in den Mixer geben

Nach und nach mit Wasser auffüllen und bis zur gewünschten Sämigkeit pürieren.

10 Uhr – Zwischenmahlzeit + Kräutertee

Als Zwischenmahlzeit nehmen Sie einen grünen Apfel, dazu gibt es einen Kräutertee nach Wahl.

11 Uhr – Flüssigkeitsaufnahme

Kurz vor dem Mittagessen trinken Sie ein Glas (ca. 250 ml) gefiltertes Wasser, geben Sie eine Gurkenscheibe mit in das Glas.

Betty Green

12 Uhr – Mittagessen

Zum Mittagessen bereiten Sie sich heute einen Bohnensalat
zu, nebenher gibt es Glutenfreie Cracker

Bohnensalat

Zutaten:
1 Zucchini
1 Paprika
1 Dose weiße Bohnen (400 g)
1 kleine Schalotte
30 g frischer Basilikum
1 EL Olivenöl
Salz und Pfeffer
200 g braunen Reis

Zubereitung:
- ✔ Schalotte, Zucchini und Paprika kleinschneiden
- ✔ Basilikum kleinhacken
- ✔ Bohnen abtropfen und waschen
- ✔ Alle Zutaten in einer Schüssel vermengen
- ✔ Olivenöl darüber gießen und nochmals umrühren

14 Uhr – Zwischenmahlzeit + Flüssigkeitsaufnahme

Als Zwischenmahlzeit bereiten Sie sich einen kleinen Teller
mit geschnittenem Gemüse zu. Dazu gibt es ein Glas (ca.250
ml) gefiltertes Wasser mit Zitronenscheibe.

16 Uhr Zwischenmahlzeit + Kräutertee

Als Energielieferant nehmen Sie 30 g rohe Cashewnüsse.
Dazu gibt es einen Kräutertee nach Wahl.

18 Uhr – Das Abendessen

Zum Abendbrot gibt es heute Reissalat mit Bohnen und
Kürbis, dazu ein Glas (ca. 250 ml) gefiltertes Wasser.

Reissalat mit Bohnen und Kürbis

Zutaten:
150 g braunen Reis
1 Schalotte
200 g Kürbisfleisch
150 g Dicke Bohnen
2 EL Olivenöl
150 ml Gemüsebrühe
3 EL Zitronensaft
Salz, Pfeffer, Kümmel

Zubereitung:
✔ Reis mit doppelter Menge Wasser kochen
✔ Restlichen Zutaten waschen, kleinschneiden
✔ Olivenöl erhitzen, Schalotte, Kürbisfleisch und Bohnen
andünsten
✔ Mit Gemüsebrühe ablöschen und aufkochen lassen, mit
Kümmel würzen
✔ 15 Minuten köcheln lassen
✔ Nach dem Abkühlen mit Zitronensaft, Salz und Pfeffer
abschmecken

Betty Green

✔ Gemüse mit dem Reis vermengen
21 Uhr – Vor dem Schlafen

Für das Abschalten am Abend genehmigen Sie sich eine
Tasse Kräutertee nach Wahl.

Einkaufszettel für den fünften Tag:
*(Diese Liste dient der Übersicht der Zutaten, es wird nicht
garantiert, dass Sie die genauen Mengenangaben erwerben
können)*

1 Ananas
1 Dose weiße Bohnen
1 grüner Apfel
1 Gurke
1 Kürbis
1 rote Paprika
150 g Dicke Bohnen
2 Schalotten
2 Zitronen
50 g Himbeerblätter
Avocado
Basilikum
Brauner Reis
Cashewnüsse
Erdbeeren
Gemüsebrühe
Glutenfreie Cracker
Kümmel
Matcha Pulver
Zucchini

4.6 Tag 6.

6 Uhr – Aufstehen

Nach dem Aufstehen trinken Sie ein Glas (ca.250 ml) gefiltertes Wasser mit Cayennepfeffer, geben Sie eine Gurkenscheibe mit in das Glas.

8 Uhr – Das Frühstück

Für den Energieschub am Morgen, bereitet Sie folgenden Smoothie zu:

ZUCCHINI | AVOCADO TRIFFT BANANE *(MIT GERSTENGRASPULVER, BRENNNESSELSAMEN)*

Zutaten:
Grundlage: ½ Avocado, 1 Zucchini, 1/3 Gurke
Obst: 1 Banane
Flüssigkeit: Wasser nach Bedarf
SuperFoods: 1 TL Gerstengraspulver, 1 TL Brennnesselsamen

Zubereitung:
✔ Zucchini und Gurke waschen und grob zerkleinern
✔ Avocado waschen, schälen, entkernen, halbieren und kleinschneiden
✔ 1 Banane schälen und halbieren
✔ Alles in den Mixer geben
Nach und nach mit Wasser auffüllen und bis zur gewünschten Sämigkeit pürieren.

Betty Green

10 Uhr – Zwischenmahlzeit + Kräutertee

Als Zwischenmahlzeit nehmen Sie heute 113 g Brombeeren, dazu gibt es einen Kräutertee nach Wahl.

11 Uhr – Flüssigkeitsaufnahme

Kurz vor dem Mittagessen trinken Sie ein Glas (ca. 250 ml) gefiltertes Wasser, geben Sie eine Gurkenscheibe mit in das Glas.

12 Uhr – Mittagessen

Zum Mittagessen gibt es heute eine schmackhafte Gemüsepfanne

Gemüsepfanne

Zutaten:
½ Zucchini
½ Paprika
1 Möhre
1 kleine Schalotte
2 Blumenkohlröschen
2 EL Olivenöl
125 ml Gemüsebrühe
1 EL Zitronensaft
Salz und Pfeffer

Zubereitung:
- ✔ Blumenkohlröschen ungefähr 3 Minuten kochen und dann blanchieren
- ✔ Zutaten waschen, schälen und kleinschneiden
- ✔ Schalotte in Olivenöl andünsten
- ✔ Restliche Zutaten in die Pfanne zu den Zwiebeln geben und 10 Minuten schmoren lassen
- ✔ Gemüsebrühe dazugeben und mit Zitronensaft, Salz und Pfeffer abschmecken

14 Uhr – Zwischenmahlzeit + Flüssigkeitsaufnahme

Als Zwischenmahlzeit gönnen Sie sich ein paar glutenfreie Kekse. Dazu gibt es ein Glas (ca.250 ml) gefiltertes Wasser mit Zitronenscheibe.

16 Uhr Zwischenmahlzeit + Kräutertee

Als Energielieferant nehmen Sie 15 rohe Mandeln. Dazu gibt es einen Kräutertee nach Wahl.

18 Uhr – Das Abendessen

Zum Abendmahl bereiten Sie sich heute Kichererbsen Pfannkuchen zu, dazu ein Glas (ca. 250 ml) gefiltertes Wasser.

Kichererbsen Pfannkuchen

Zutaten:
150 g Kichererbsenmehl
250 ml kaltes Wasser
½ TL Salz
1 EL Öl

Zubereitung:

✔ Zutaten gut miteinander vermischen sodass keine Mehlklumpen bleiben

✔ in einer Panne mit heißem Öl den Teig von beiden Seiten goldbraun backen

21 Uhr – Vor dem Schlafen

Für das Abschalten am Abend genehmigen Sie sich eine Tasse Kräutertee nach Wahl.

Einkaufszettel für den sechsten Tag:

(Diese Liste dient der Übersicht der Zutaten, es wird nicht garantiert, dass Sie die genauen Mengenangaben erwerben können)

½ Avocado
1 Banane
1 Möhre
1 Paprika
1 Schalotte
1 Zitrone
113 g Brombeeren
2 Gurke
2 Zucchini
Blattsalat
Blumenkohlröschen
Brennnesselsamen
Gerstengraspulver
Glutenfreie Kekse
Kichererbsenmehl
Mandeln

4.7 Tag 7.

6 Uhr – Aufstehen

Nach dem Aufstehen trinken Sie ein Glas (ca.250 ml) gefiltertes Wasser mit Cayennepfeffer, geben Sie eine Gurkenscheibe mit in das Glas.

8 Uhr – Das Frühstück

Für den Energieschub am Morgen, bereitet Sie folgenden Smoothie zu:

FELDSALAT TRIFFT SANDDORN *(MIT CASHEWNÜSSEN)*

Zutaten:
Grundlage: 75 g Feldsalat
Obst: 1 Mango, 2 Äpfel, 1 Zitrone
Flüssigkeit: 350 ml Wasser
SuperFood: 50 g Cashewnüsse

Zubereitung:
✔ Feldsalat waschen und kleinzupfen
✔ Mango schälen, halbieren und das Fruchtfleisch herauskratzen
✔ Äpfel waschen, nach Bedarf schälen, vierteln und Kerngehäuse entfernen
✔ Zitrone schälen, halbieren, gegebenenfalls entkernen und kleinschneiden
✔ Alles in den Mixer geben

Nach und nach mit Wasser und Sanddornsaft auffüllen.

10 Uhr – Zwischenmahlzeit + Kräutertee

Als Zwischenmahlzeit nehmen Sie heute 113 g Himbeeren, dazu gibt es einen Kräutertee nach Wahl.

11 Uhr – Flüssigkeitsaufnahme

Kurz vor dem Mittagessen trinken Sie ein Glas (ca. 250 ml) gefiltertes Wasser, geben Sie eine Gurkenscheibe mit in das Glas.

Wussten Sie schon?
Himbeeren sind nicht nur lecker, sondern sind dazu noch wahre Vitaminbomben.
Sie enthalten Vitamin C, B1, B2 sowie Eisen und Ballaststoffe. Weitere Inhaltsstoffe sind Fruchtzucker, Fruchtsäure und Pektin.

Himbeeren eignen sich übrigens auch hervorragend für Saftkuren.

Betty Green

12 Uhr – Mittagessen

Zum Mittagessen gibt es heute eine schmackhafte Gemüsepfanne.

Rucola Butternut Salat

Zutaten:

125 g Butternut
½ Knoblauchzehe
½ Bund Rucola
½ Frisèe
1 EL Olivenöl
2 EL Zitronensaft
Salz und Pfeffer

Zubereitung:

✔ Knoblauch schälen und kleingeschnitten in einer Pfanne mit Olivenöl dünsten

✔ Den Kürbis kleinschneiden und zu dem Knoblauch geben

✔ Zitronensaft, Salz und Pfeffer zugeben und vermengen, 15 Minuten weich dünsten

✔ Restliche Zutaten waschen und zerkleinern

✔ Kürbis abkühlen lassen und mit dem Salat vermengen

14 Uhr – Zwischenmahlzeit + Flüssigkeitsaufnahme

Als Zwischenmahlzeit bereiten Sie sich einen kleinen Teller mit geschnittenem Gemüse zu. Dazu gibt es ein Glas (ca.250 ml) gefiltertes Wasser mit Zitronenscheibe.

Betty Green

16 Uhr Zwischenmahlzeit + Kräutertee

Als Energielieferant essen Sie einen grünen Apfel. Dazu gibt es einen Kräutertee nach Wahl.

18 Uhr – Das Abendessen

Zum Abendessen gibt es heute eine Kartoffel Curry Suppe, dazu ein Glas (ca. 250 ml) gefiltertes Wasser.

Kartoffel Curry Suppe

Zutaten:
500 ml Gemüsebrühe
125 g Kartoffeln
125 g Möhren
1 EL Curry
Salz und Pfeffer

Zubereitung:
✔ Kartoffeln und Möhren schälen und kleinschneiden
✔ Gemüse in der Brühe 20 Minuten gar köcheln und pürieren
✔ Mit Curry, Salz und Pfeffer abschmecken

21 Uhr – Vor dem Schlafen

Für das Abschalten am Abend genehmigen Sie sich eine Tasse Kräutertee nach Wahl.

Einkaufszettel für den siebten Tag:
(Diese Liste dient der Übersicht der Zutaten, es wird nicht garantiert, dass Sie die genauen Mengenangaben erwerben können)

1 Butternut
1 Frisèe
1 Gurke
1 Knoblauchzehe
1 Mango
113 g Himbeeren
2 Zitrone
3 Äpfel
Cashewnüsse
Curry
Feldsalat
Kartoffeln
Möhren
Rucola

GESCHAFFT!

5. ZUTATEN UND WICHTIGE INHALTSSTOFFE

5.1 TEE SORTEN

Da viele Leute schon ihren lieblings- Kräutertee haben, wurde im 7-Tage-Plan bewusst auf eine Vorgabe der Tee Sorte verzichtet. Zu Informationszwecken werden **folgend die gängigsten Kräutertees und ihre Wirkungen aufgelistet:**

Baldrian-Tee – Hilft bei Unruhe, Nervosität und Schlafstörung, wirkt beruhigend auf das Nervensystem

Brennnessel-Tee – Wirkt harntreibend, entwässernd, stärkend, hilft bei Erkrankung der Atemwege, des Magen-Darm-Trakts

Fenchel-Tee – Hilft bei Blähungen, wirkt schleim- und Krampflösend, fördert die Darmbewegung

Hagebutten-Tee – Wirkt Blasen- und Nierenreinigend, hilft bei Verstopfung sowie auch Durchfall

Ingwer-Tee – Regt die Durchblutung an, wirkt unterstützend auf die Verdauung, entgiftend, hilft bei Völlegefühl, Blähungen, Bauchkrämpfen

Kamillen-Tee – Wirkt Entzündungshemmend im Magen-Darm-Trakt, beruhigend für den Magen, hilft bei Blähungen

Lindenblüten-Tee – Wirkt krampflösend, schmerzstillend, entzündungshemmend, schweißtreibend, beruhigend bei Magenbeschwerden

Melissen-Tee – Wirkt beruhigend auf das Nervensystem, antidepressiv, hilft gegen Erkältung, bei Magen-Darmproblemen

Pfefferminz-Tee – Wirkt lindernd bei Koliken, Schmerzen in der Brust, hilft bei Magen-Darm Erkrankungen, Zahnschmerzen, Erkältung

Rosmarin-Tee – Wirkt abtötend auf Viren, Bakterien, Pilze, wirkt krampflösend, durchblutungsfördernd, harntreibend

Salbei-Tee – Wirkt krampflösend, entzündungshemmend, hilft bei Magen- Darmbeschwerden sowie bei Durchfall, gegen Husten und Halsschmerz

5.2 Zutaten

Folgend eine Auflistung aller verwendeten Zutaten und ihrer Inhaltsstoffe:

Algenblatt – *Vitamin A, B12, C, E, Zink*

Ananas – *Vitamin B3, B5,C und E, Kalium, Eisen, Zink, Calcium, Magnesium*

Apfel – *Vitamin A und C, Kalium, Calcium, Eisen, Magnesium*

Apfelsaft – *Da zwischen den Fabrikaten starke Unterschiede herrschen, bitte auf die Inhaltsangabe der Verpackung schauen.*

Aubergine – *Vitamin B1, B2, B6, C, E, Beta-Carotine, Natrium, Kalium, Calcium, Magnesium, Eisen, Zink*

Avocado – *Vitamin A, B und E, Kalium, Calcium, Magnesium*

Banane – *Vitamin B, C und E, Natrium, Calcium, Kalium, Magnesium, Eisen, Zink*

Basilikum – *Vitamin B1, B2, B6, B9, C, Calcium, Kalium, Magnesium, Natrium, Phosphor*

Birne – *Vitamin B, C, Kalium, Magnesium, Calcium, Phosphor, Zink, Kupfer*

Bleichsellerie – *Vitamin B1, B2, B12, C und E, Calcium, Eisen, Kalium*

Blumenkohl – *Vitamin B1, B2, B6, C, E, Eisen, Kalium, Calcium, Magnesium, Mangan, Natrium, Phosphor*

Bohnen – *Vitamin B, Zink, Kalium, Calcium, Magnesium, Eisen*

Brauner Reis – *Vitamin B, E, Kalium, Phosphor, Magnesium, Calcium, Mangan, Kupfer, Zink*

Brokkoli – *Vitamin B1, B2, C, Carotiniode, Natrium, Kalium, Calcium, Eisen, Phosphor*

Brombeeren – *Vitamin B1, B2, B6, C, Calcium, Kalium, Magnesium, Kupfer, Beta-Carotin, Natrium*

Cayennepfeffer – *Vitamin C, Capsaicin*

Chilischote – *Vitamin C, E, Carotiniode*

Datteln – *Vitamin B, Eisen, Calcium, Magnesium, Phosphor, Kalium*

Erdbeeren – *Vitamin A und C, Calcium, Eisen, Zink*

Feldsalat – *Vitamin A und C, Phosphor, Calcium, Natrium, Eisen, Kalium*

Glutenfreie Cracker – *Da zwischen den Fabrikaten starke Unterschiede herrschen, bitte auf die Inhaltsangabe der Verpackung schauen.*

Glutenfreie Kekse – *Da zwischen den Fabrikaten starke Unterschiede herrschen, bitte auf die Inhaltsangabe der Verpackung schauen.*

Betty Green

Grapefruit - *Vitamin A, C und E, Natrium, Kalium, Magnesium, Calcium, Eisen, Zink*

Gurke – *Vitamin A, B1 und C, Nährsalze*

Himbeeren – *Vitamin B und C, Kalium, Calcium, Magnesium, Mangan, Eisen*

Ingwer – *Vitamin C, Eisen, Kalzium, Kalium, Natrium, Phosphor, Kalzium*

Kartoffel – *Vitamin B1, B2, B6, C, Magnesium, Kalium, Calcium, Phosphor, Eisen*

Kichererbsen, Dose – *Vitamin A, B1, B2, B6, C, E, Calcium, Eisen, Magnesium, Phosphor*

Kichererbsenmehl – *Vitamin A, B1, B2, B6, C, E, Magnesium, Eisen, Zink*

Kidney-Bohnen, Dose – *Vitamin B1, B2, B6, Kalium, Calcium, Magnesium, Eisen*

Kiwi – *Vitamin B, C und E, Magnesium, Phosphor, Kalium, Calcium, Eisen*

Knoblauch – *Vitamin A, B1, B5, B6, C, E, K, Kalium, Mangan, Eisen, Magnesium*

Kokosmilch – *Vitamin B1, B2, B3, B5, B6, B7, B9, C, Calcium, Kalium, Magnesium, Natrium, Phosphor, Eisen, Kupfer, Mangan, Zink*

Kokoswasser – *Vitamin B1, B2, B3, B5, B6, B7, B9, C, Calcium, Kalium, Magnesium, Natrium, Phosphor, Eisen, Kupfer, Mangan, Zink.*

Kopfsalat – *Vitamin A, B1, B2 und C, Natrium, Magnesium, Phosphor, Kalium, Calcium, Eisen*

Kürbis, Butternut – *Vitamin C, Calcium, Kalium, Magnesium*

Kürbis, Hokkaido – *Vitamin A, C, Magnesium, Kalium, Beta-Carotin, Kupfer*

Lauchzwiebeln – *Vitamin A, B1, B2, C, Calcium, Phosphor, Natrium, Eisen*

Linsen, grün – *Vitamin B, Zink, Kalium, Phosphor, Magnesium*

Mais – *Vitamin B6, C, E, Beta-Carotin, Kalium, Magnesium, Phosphor, Zink*

Mandelbutter – *Vitamin B1, B2, B6, C, E, Calcium, Eisen, Kalium, Magnesium, Phosphor*

Mandeln – *Vitamin A, B1, B2, B6, C, E, Calcium, Eisen, Kalium, Magnesium, Phosphor*

Mango – *Vitamin B1, B6, C und E, Magnesium, Kalium, Calcium, Mangan, Zink*

Olivenöl – *Vitamin A, E, Beta-Carotin, Calcium, Natrium, Phosphor, Kalium, Magnesium*

Betty Green

Orange – *Vitamin C, B, Kalium, Magnesium, Calcium, Beta-Carotine*

Papaya - *Vitamin A und C, Magnesium, Kalium, Calcium, Natrium*

Paprika – *Vitamin B1, B2, C, E, Carotiniode, Natrium, Kalium, Magnesium, Calcium, Eisen, Phosphor*

Paprika (Gewürz) – *Vitamin C, Carotiniode, Natrium, Kalium, Magnesium, Calcium, Eisen, Phosphor*

Petersilie – *Vitamin A, C und K, Beta Carotine, Calcium, Magnesium, Phosphor, Eisen, Mangan, Kalium*

Pflücksalat – *Vitamin A, B1, B2 und C, Natrium, Magnesium, Phosphor, Kalium, Calcium, Eisen*

Quinoa – *Vitamin E, Eisen, Calcium, Magnesium, Mangan*

Rucola – *Vitamin A und C, Eisen, Calcium, Kalium*

Schalotten – *Vitamin B1, B2, B6 C, E, Natrium, Kalium, Calcium, Eisen, Phosphor*

Sesamsamen – *Vitamin A, B1, B2, B6, C, E, Calcium, Eisen, Kalium, Magnesium, Natrium, Phosphor*

Spinat – *Vitamin C, Eisen, Lutein, Kalium, Magnesium, Beta Carotine*

Staudensellerie – *Vitamin B1, B2, B12, C und E, Calcium, Eisen, Kalium*

Tofu – *Vitamin A, B1, B2, B3, B6, B7, B9, E, K, Calcium, Magnesium, Kupfer, Eisen, Kalium*

Tomate – Vitamin A, B1, B2, C, E, Kalium, Phosphor, Calcium, Magnesium, Natrium, Zink, Eisen

Tortillas – *Da zwischen den Fabrikaten starke Unterschiede herrschen, bitte auf die Inhaltsangabe der Verpackung schauen.*

Walnuss – *Vitamin A, B1, B2, B6, C, E, Calcium, Kalium, Natrium, Phosphor, Magnesium, Eisen*

Zitrone – *Vitamin A, B1, B2, B5 und E, Calcium, Magnesium, Eisen*

Zitronensaft – *Vitamin A, B1, B2, B5 und E, Calcium, Magnesium, Eisen*

Zucchini, gelb/grün – Vitamin, B1, B2, C, Natrium, Kalium, Calcium, Eisen, Phosphor, Magnesium

Zwiebel – *Vitamin B1, B2, B6 C, E, Natrium, Kalium, Calcium, Eisen, Phosphor*

Betty Green

Superfoods werden in Ihrer Wirkung beschrieben:

Matcha - *Wirkt leistungssteigernd, wärmend, potenzfördernd, lindert Wechseljahresbeschwerden, steigert das Energieniveau*

Chia Samen - *Wirkt konzentrationssteigernd, darmreinigend, entschlackend, stärkt die Abwehrkräfte*

Leinsamen - *Stärkt das Herz-Kreislauf-System, hilft bei Bluthochdruck, wirkt entzündungshemmend, antidepressiv, fördert die Verdauung, schützt die Leber*

Kurkuma - *Wirkt entzündungshemmend, verbessert die Leberfunktion, stoffwechselfördernd, stärkt das Herz-Kreislauf-System, senkt den Cholesterinspiegel, stabilisiert den Blutzuckerspiegel*

Baobab - *Hilft bei Magenerkrankungen, regt die Darmflora an, wirkt energieanregend, verdauungsanregend, unterstützt das Nervensystem, schützt das Immunsystem*

5.3 Inhaltsstoffe erläutert

In folgendem werden die gängigsten Vitamine und Mineralstoffe erläutert:

Vitamine

Vitamin A - *Gut für Knochen, Zähne, Schleimhäute und Augen, stärkt die Abwehrkräfte*

Vitamin B1 - *Stärkt Gedächtnis, Wundheilung, Verdauung, Herz, Stoffwechsel*

Vitamin B12 - *Stärkt den Knochenaufbau, Gehirn und Nerven, rote Blutkörperchen, Muskeln, Fettverbrennung*

Vitamin B2 - *Stärkt Stoffwechsel, Sehstärke, Haut und Haare, Fruchtbarkeit, Schilddrüse*

Vitamin B5 - *Stärkt Stoffwechsel, Farbpigmente der Haare, Vitalität und Energie, Wachstum, Nerven, Konzentration*

Vitamin B6 - *Stärkt Vitalität, Verwertung von Eiweiß, stabilen Blutzucker, Abwehrkräfte, Schwangerschaft*

Vitamin C - *Abwehr freier Radikale, stärkt Bindegewebe, Haut, Zahnfleisch, Konzentration, Glücksgefühle*

Vitamin E - *Stärkt die Durchblutung, Abwehr freier Radikale, Wundheilung, Herz-Kreislauf-System, Stressbewältigung*

Vitamin K - *Kontrolliert die Blutgerinnung, löst Verkalkungen, stärkt die Herzfunktion, Knochenaufbau*

Betty Green

Mineralstoffe

Calcium - *Festigt Zähne und Knochen, steigert Herzfunktion, gesunden Schlaf, Impulse zu Nerven und Muskeln*

Carotine/Carotiniode - *Beugt Herzerkrankungen vor, unterstützt die Hirnfunktion, wirkt entzündungshemmend, gut für die Augen durch Vitamin A*

Chlorid - *Sorgt für die Produktion der Magensäure, Transportstoff der Nährstoffe in die Zellen, reguliert den Wasserhaushalt*

Eisen - *Unterstützend bei der Bildung von roten Blutkörperchen, Hormonstoffwechsel, Herzfunktion, Abwehrkräfte*

Kalium - *Sorgt für die Energiegewinnung, Schadstoff Abbau, Proteinstoffwechsel, unterstützt das Herz-Kreislauf-System, regelt den Wasserhaushalt*

Kupfer - *Gut für die Stressbewältigung, Sauerstoffversorgung, Bildung von Antikörpern, Pigmentierung der Haut und Haaren*

Magnesium - *Für gesunde Zähne und Knochen, Muskelkontraktion, Glücksgefühl, Stressbewältigung, Energiegewinnung*

Mangan - *Sorgt für den Stoffwechsel, gesunden Schlaf, gute Knochenstruktur, Entgiftung des Körpers, Konzentrationsfähigkeit, unterstützt die Bauchspeicheldrüse*

Natrium - *Reguliert den Blutdruck, Muskelkontraktion, unterstützt die Nervenleitfähigkeit, sorgt für die Aktivierung zahlreicher Enzyme*

Phosphat - *Unterstützt die Blutgerinnung, Gehirn und Nerventätigkeit, Energiestoffwechsel*

Phosphor - *Wirkt entzündungshemmend, unterstützt den Kreislauf, Verdauungstrakt wirkt stillend bei Zahnfleisch- und Magenwandblutungen*

Zink - *Behilflich bei der Insulinproduktion bei Muskelkontraktion, Gehirnfunktion, Wundheilung, Proteinsynthese, Produktion männlicher Hormone*

6. HAT IHNEN DIESES BUCH GEFALLEN?

„7 TAGE DETOX - JETZT ENTGIFTEN| ENDLICH FREI - DIE 7-TAGE-KUR FÜR IHREN GESUNDHEITLICHEN ERFOLG"
befindet sich in ständiger Bearbeitung. Ich möchte meinen Lesern und Leserinnen auch zukünftig die besten Informationen und Rezepte zum Detox bieten. Darum bitte ich Sie, sich 1-2 Minuten Zeit zu nehmen und auf Amazon.de eine kurze Rezension zu meinem Buch zu schreiben.

Was hat Ihnen besonders gut gefallen? Was wünschen Sie sich? Hat Ihnen mein Buch geholfen? Nur durch Ihre Meinung kann ich den Inhalt meines Buches verbessern, um auch zukünftig andere Menschen für grüne Smoothies zu begeistern.

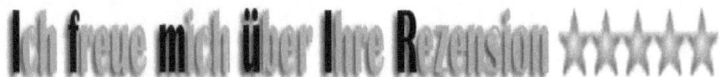

Ich danke Ihnen vielmals!

Ihre Betty Green

7 ANHANG, RECHTLICHES & IMPRESSUM

7.1 ÜBER DIE AUTORIN

Betty Green ist 1979 in Ansbach geboren, als Tochter einer Sportlehrerin und eines Biobauern, war Ihre Kindheit von einer gesunden Lebensweise geprägt. Im Jugendalter half Sie ihrem Vater oft bei der Arbeit auf dem Feld, eignete sich so Ihr erstes Wissen über Lebensmittel an.

Nach Ihrem Studium im Beriech Ökotrophologie, an der Hochschule Niederrhein, lebt Betty Green heute in Köln, ist verheiratet und Mutter zweier Kinder.

Was einst Ihre Eltern lehrten, vermittelt Betty Green nun auch selbst das Erlernen einer gesunden Lebensweise/Ernährung. Was in der eigenen Familie begann, festigt sich nun mehr als Berufung. Neben eigenen Kursen zum Thema Ernährung, ist der Entschluss gereift, die gesammelten Erkenntnisse einem breiteren interessierten Personenkreis zugänglich zu machen.

Mit ihren positiven Erfahrungen, möchte Betty Green ihr Wissen mit anderen Menschen teilen und auch Sie für eine gesunde Lebensweise/Ernährung begeistern.

Betty Green

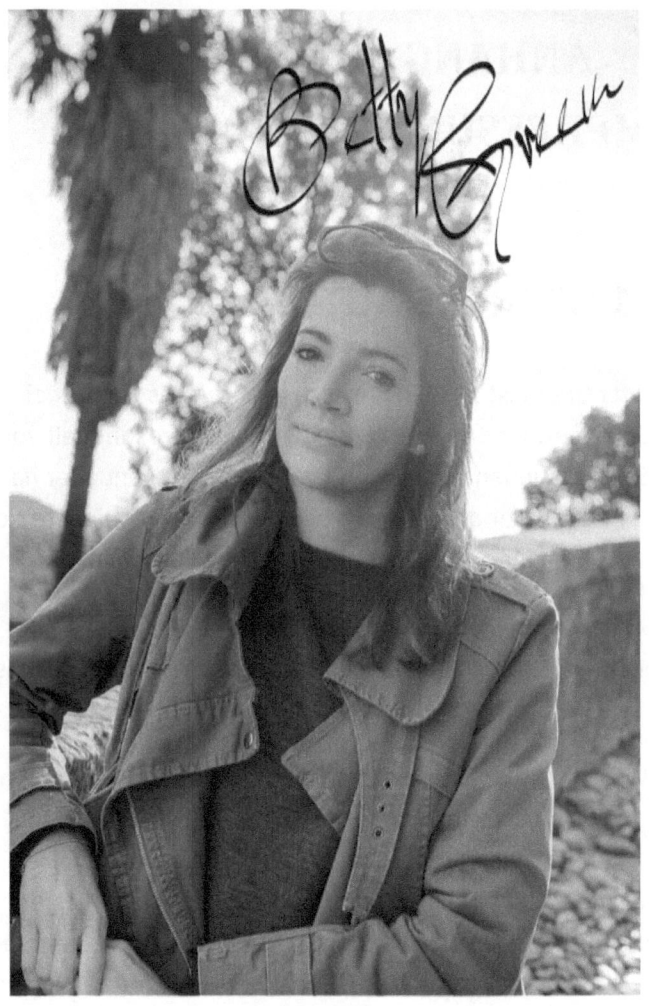

7.2 RECHTLICHES

Alle Angaben und Informationen in diesem Buch wurden sorgfältig ausgearbeitet. Ich bin bemüht alle Inhalte ständig auf dem aktuellen Stand zu halten. Dennoch sind Fehler und Unklarheiten nicht ausgeschlossen, weshalb ich keine Garantie für die Richtigkeit, Aktualität, Qualität und Vollständigkeit meiner Inhalte geben kann.

Die Texte und Bilder in diesem Buch sind urheberrechtlich geschützt. Jegliche Veröffentlichung, ob gänzlich oder zu teil, ist streng untersagt und bedarf der ausdrücklichen Genehmigung des Herausgebers. Ein Verstoß hat rechtliche Konsequenzen.

Betty Green

7.3 IMPRESSUM
Betty Green wird vertreten durch:

J. Michael
An den Eichen 13
12529 Schönefeld
Germany

Copyright: © J. Michael

Copyright Coverfoto:

© ibush - Fotolia.com
© monticellllo- Fotolia.com

www.ingramcontent.com/pod-product-compliance
Lightning Source LLC
Chambersburg PA
CBHW020902310526
45786CB00018B/1540